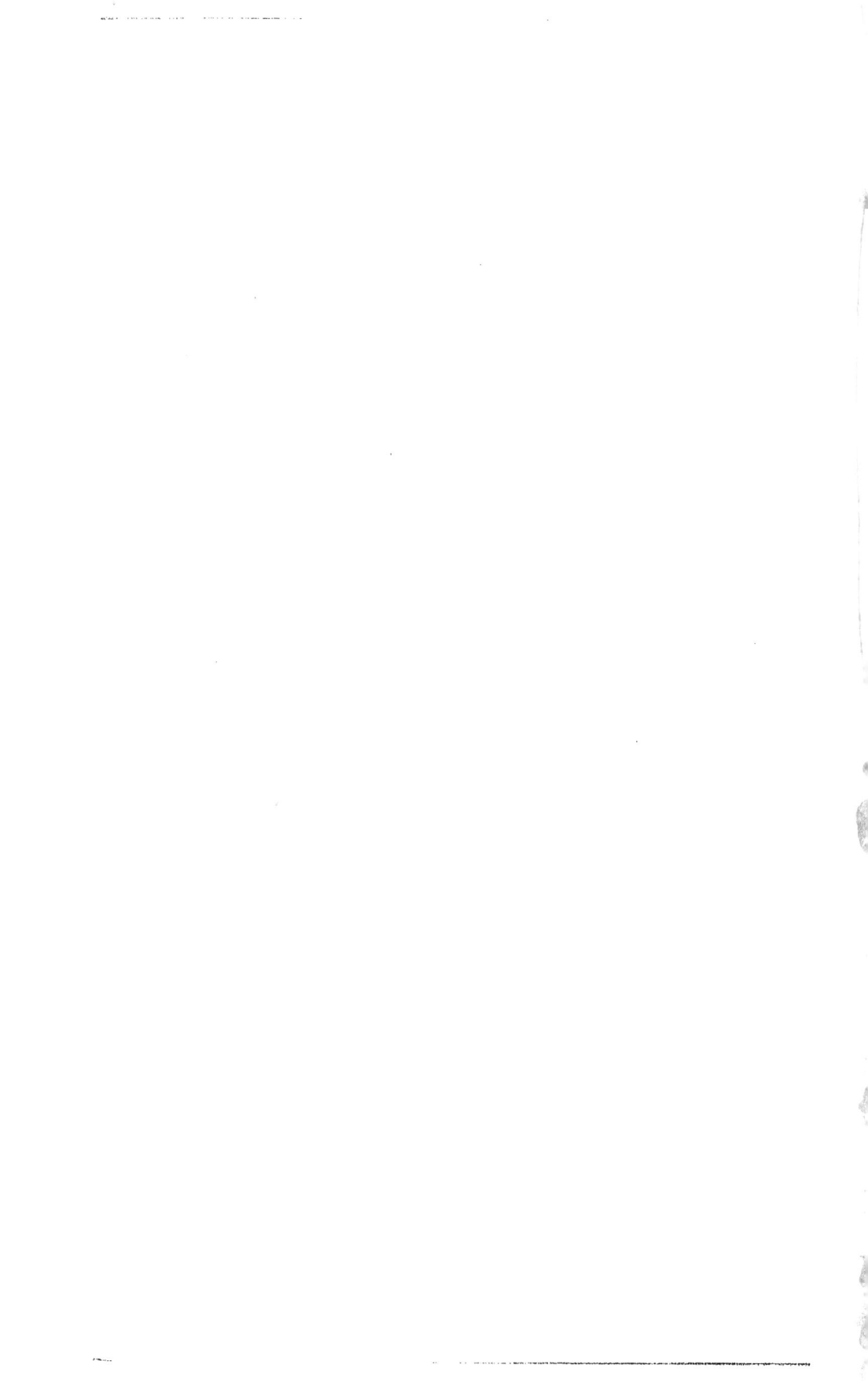

NOTICE

SUR

L'ÉPIDÉMIE DE CHOLÉRA-MORBUS

DU DÉPARTEMENT

DU PUY-DE-DOME.

NOTICE

SUR

L'ÉPIDÉMIE DE CHOLÉRA-MORBUS

QUI A RAVAGÉ

LE DÉPARTEMENT DU PUY-DE-DOME

EN 1849,

ADRESSÉE A M. LE MINISTRE DE L'AGRICULTURE ET DU COMMERCE,

PAR

V. NIVET ET H. AGUILHON,

Médecins des épidémies, Membres de l'Académie des sciences, belles-lettres et arts
de Clermont-Ferrand, etc.

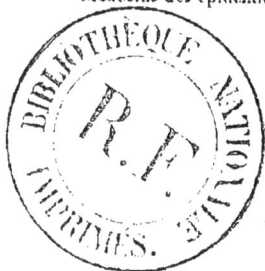

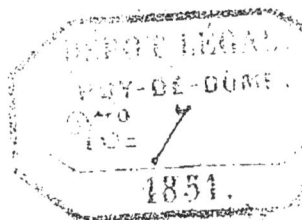

PARIS,

CHEZ J.-B. BAILLIÈRE,

Libraire de l'Académie nationale de médecine, rue Hautefeuille, 19.

—

1851.

NOTICE

SUR

L'ÉPIDÉMIE CHOLÉRIQUE

QUI A SÉVI EN 1849,

DANS LE DÉPARTEMENT DU PUY-DE-DÔME (1).

———————

Quand on jette un coup d'œil rétrospectif sur l'histoire des épidémies qui ont ravagé autrefois notre province, on est à chaque instant arrêté par l'insuffisance des descriptions que nous ont laissées les auteurs. Afin d'éviter à nos successeurs les doutes qui

———————

(1) Ce travail est un résumé des observations et des documents que nous avons recueillis nous-mêmes, et des renseignements contenus dans les rapports et les tableaux statistiques envoyés à M. le préfet du département du Puy-de-Dôme, par MM. Pacros, médecin des épidémies à Ambert; Tallon, médecin des épidémies à Riom; Bresson, docteur médecin à Pont-du-Château; Parade-Lagarenne, médecin aux Martres-de-Veyre; Gouny, économe à l'Hôtel-Dieu, et Morange, chef de bureau à la mairie de Clermont-Ferrand.

nous sont restés après la lecture des livres anciens, nous avons cru nécessaire de recueillir et de publier les tableaux statistiques et les observations qui peuvent jeter quelque lumière sur les épidémies de suette et de choléra-morbus qui ont sévi pour la première fois, en 1849, dans le département du Puy-de-Dôme.

Mais avant de résumer les faits rassemblés par nous, nous allons décrire les lieux qui ont subi l'influence du génie épidémique ; et comme on a fait jouer, dans ces derniers temps, un grand rôle à la composition géologique des terrains, à l'action des eaux et des phénomènes atmosphériques, nous insisterons d'une manière toute spéciale sur ces diverses particularités.

Le centre de la France présente un vaste plateau primitif et plutonique, qui sert de base aux montagnes volcaniques du Cantal, des monts d'Or et des monts Dômes. Une portion de ce plateau appartient au département du Puy-de-Dôme dont elle forme la moitié occidentale.

Du côté opposé, vers l'orient, on remarque les montagnes granitiques du Forez et de Saint-Germain-l'Herm, qui sont séparées les unes des autres par la vallée de la Dore, rivière torrentueuse qui arrose, après sa réunion avec la Dolore, une petite plaine marécageuse, sur laquelle nous reviendrons bientôt.

Enfin, entre les hauteurs placées au levant et à

l'occident, il existe une riche et vaste plaine qui est connue sous le nom de Limagne d'Auvergne.

Bien avant nos époques historiques la Limagne était complétement submergée. Ce fut alors qu'elle reçut d'immenses dépôts de houilles, de grés et de schistes houillers, d'arkoses, de sables, d'argiles et de calcaires marneux, recouverts, presque partout, d'alluvions volcaniques et granitiques, ou d'une couche souvent fort épaisse de terre végétale qui donne naissance à des céréales, des vignes et des arbres de la plus belle venue. Cette plaine, dont l'étendue est d'environ 60 lieues carrées, est ouverte du côté du nord. Elle est parcourue par la rivière d'Allier et une foule de ruisseaux qui fournissent des moteurs aux moulins et aux fabriques, et qui servent à l'arrosement des jardins maraichers et des prairies.

Les parties centrale et septentrionale, presque plates, laissent écouler très-lentement les eaux qu'elles reçoivent lorsque des pluies abondantes tombent pendant plusieurs jours.

La hauteur de cette plaine varie entre deux cent cinquante et quatre cents mètres au-dessus du niveau de la mer (1). On voit le long de ses bords et parti-

_____

(1) La hauteur du lit de l'Allier, à son entrée dans le département, est de 597 mètres, et à sa sortie, de 257 mètres au-dessus du niveau de la mer (Statistique de Gonod).

culièrement du côté de l'est, de l'ouest et du midi, de vastes coteaux qui rendent sa surface inégale et anfractueuse. Les coteaux forment les étages intermédiaires entre la partie montagneuse et le plat pays; ils se composent de couches d'arkoses, de sables, de calcaires marneux et de cailloux roulés. Plusieurs sont recouverts de coulées ou de chapeaux basaltiques qui les protégent contre l'action destructive des pluies et des torrents. On rencontre aussi dans la plaine des puys isolés offrant une composition géologique semblable et des monticules moins élevés, formés de pépérites ou de wackites bitumineuses.

Après le desséchement de ce *léman*, il est resté sur plusieurs points des terres marécageuses d'où s'échappaient des miasmes paludéens auxquels on attribuait, avec raison, les fièvres intermittentes simples et pernicieuses qui étaient si communes autrefois dans la Limagne d'Auvergne.

Les alluvions détachées des coteaux et des montagnes ont comblé en partie ces marécages; puis l'homme est intervenu : il a creusé des fossés et, à l'aide de ce moyen, il a fait disparaître en grande partie les marais de Sarliève, de Gerzat, de Riom, d'Ennezat, de Cœur, de Pessat, de Joserand, etc...

Cependant, malgré ces utiles travaux, la négligence que l'on met à nettoyer les grandes rases de desséchement fait que, dans beaucoup d'endroits, l'eau séjourne sur les terres les plus basses à la suite des pluies de longue durée.

L'administration supérieure rendrait un grand service à l'agriculture et à l'hygiène publique, si elle établissait pour les cours d'eau et les marais un système de surveillance analogue à celui qui a si rapidement amélioré nos chemins vicinaux.

Ces considérations nous amènent naturellement à parler des localités où l'on rencontre des terres humides et marécageuses, et dans lesquelles le choléra-morbus a sévi avec le plus d'intensité.

Les communes de Gerzat et de St-Beauzire sont placées dans des conditions géologiques et hygiéniques à peu près semblables.

Du calcaire marneux recouvert sur plusieurs points d'alluvions volcaniques, de sables granitiques ou de cailloux roulés, cachés à leur tour par des couches épaisses de terre arable très-riche en matières organiques, tel est le fond sur lequel ont été bâties des maisons dont les murs sont faits avec de la boue desséchée, et autour desquelles sont placées des cours pleines de purin, des rues où l'on rencontre de nombreux cloaques remplis d'eaux vaseuses, et des chemins bordés de fossés sans issue, qui conservent pendant les trois quarts de l'année une eau puante qui disparaît à l'époque des chaleurs de l'été.

Des ruisseaux, dont le cours est très-lent et le lit fangeux, traversent les communes qui nous occupent;

on trouvé aussi, sur plusieurs points, des terres humides, marécageuses et sujettes aux inondations.

Ces diverses causes d'insalubrité déterminent tous les ans un certain nombre de fièvres intermittentes simples, printanières, estivales et automnales.

Les puits qui fournissent l'eau potable sont alimentés par des nappes souterraines de deux espèces. Dans les puits creusés au centre du village de Gerzat, où le sous-sol est marneux et calcaire, l'eau est crue, un peu bleuâtre, dissout mal le savon, et rend très-lente la cuisson des légumes ; elle contient du carbonate de chaux et un peu d'argile. Dans les parties basses du village, la nappe d'eau chemine entre les calcaires et les alluvions volcaniques ; elle est transparente, d'un goût agréable et presque pure.

L'eau potable des villages de Saint-Beauzire et d'Epinet provient de puits creusés dans les marnes calcaires ; elle est généralement impure ; mais dans les uns elle est transparente, tandis que dans les autres elle a une légère teinte opaline ou une couleur blanc-jaunâtre. Le puits du sieur Bassin a la réputation de fournir une eau très-bonne ; pour nous, elle est seulement moins impure que celle des autres puits.

L'eau de Saint-Beauzire cuit lentement les légumes ; elle est crue, pesante, et dissout mal le savon. Un litre d'eau du puits de la mairie, évaporé à siccité, nous a laissé un résidu pesant à 0,90 centigrammes.

Cet état de choses est d'autant plus regrettable,

qu'il serait facile de conduire à Gerzat une partie de la belle source de Batoin, située sur une hauteur, à 1,500 mètres de distance du village, et qu'il serait probablement possible de rétablir dans le village de St-Beauzire la fontaine qui existait autrefois dans cet endroit.

Du pain préparé avec un mélange de farine d'orge et de froment, des pommes de terre, du fromage du Cantal, tels sont les aliments les plus ordinaires des paysans qui habitent la plaine.

Les diverses sections des communes de Riom, Ennezat et Saint-Ignat qui ont offert une quantité notable de cholériques sont placées sur un sous-sol calcaire ou alluvial, et dans des conditions d'humidité, d'alimentation et de ventilation à peu près semblables à celles qui entourent les habitations de Gerzat et de Saint-Beauzire. Nous devons faire remarquer, avant d'abandonner la circonscription des marais, que les villages de Thuret, Surat, Pagnan Pessat, Entraigues, Saint-Laure, Piorry et beaucoup d'autres n'ont pas été ravagés par le choléramorbus, et cependant ils sont sur des terres tout aussi marécageuses et dans des conditions hygiéniques tout aussi mauvaises que les villages cités dans les paragraphes précédents.

Passons à l'étude des villes et des bourgs qui sont bâtis aux bords des ruisseaux.

Cebazat puise ses eaux potables dans le ruisseau de Nohanent, ou dans une fontaine dont l'eau un peu crue contient une petite quantité de carbonate de chaux. On trouve sous la terre végétale des marnes calcaires et des alluvions volcaniques. Les coteaux environnants sont situés à une certaine distance des habitations ; mais les prairies, qui sont fort belles, arrivent jusque dans le centre de la ville.

Chamalières est bâti entre deux ruisseaux qui fournissent des moteurs à des moulins et à des fabriques. L'eau potable s'échappe au-dessous d'une coulée de lave; elle est aussi bonne et aussi pure que celle de Clermont. Les habitations reposent sur les alluvions, l'arkose, le calcaire ou la lave moderne.

Les Martres-de-Veyre sont sur des calcaires et des alluvions.

Les trois localités dont nous venons d'indiquer rapidement la position sont placées à l'endroit où les vallées s'élargissent pour se confondre avec le bord occidental de la Limagne; elles sont traversées par des ruisseaux d'eaux courantes, et entourées de prairies fort étendues que l'on arrose plusieurs fois par semaine pendant le printemps, l'été et l'automne.

Elles ont toutes payé un large tribut à l'épidémie, tandis que Royat, Billom, Seychalles et Bouzelles, qui sont situés dans des vallées bien plus humides, ont été respectés.

La ville de Pont-du-Château qui compte 23 cholériques est assise sur une colline composée de tufs volcaniques dont le pied est baigné par l'Allier. Le plus grand nombre de ses habitations est à l'ouest, à une assez grande hauteur au-dessus de la rivière. Ses eaux sont un peu crues, mais elles ne sont pas de mauvaise qualité.

Jose qui est placé entre le marais et la rivière d'Allier, est également situé sur la rive gauche de ce dernier cours d'eau, en face d'une grève fort étendue où l'on observe de nombreux délaissements. On y rencontre un grand nombre d'engorgements de la rate et de fièvres intermittentes, et cependant il n'a point reçu la visite du choléra-morbus.

Beaumont est bâti sur un plateau formé par la coulée de lave de *Gravenoire*, il est dans une position qui paraît excellente. Les eaux y sont très-pures; il compte cinq décès cholériques, tandis qu'Aubière qui se trouve au bord d'un ruisseau et dont les maisons sont construites sur le calcaire, n'a présenté qu'un seul cas de choléra-morbus qui s'est terminé par la guérison.

Clermont enveloppe dans un réseau de rues étroites et de maisons élevées un monticule de wackite dont le sommet atteint 418 mètres, et les parties basses 392 mètres au-dessus du niveau de la mer. Une ceinture de ruisseaux, de prairies, de jardins maraichers entoure complétement la ville.

C'est surtout dans le voisinage des cours d'eau, dans les quartiers bas et les rues humides que la maladie épidémique a sévi avec le plus d'intensité.

Ainsi l'on compte 11 morts dans le faubourg de Saint-Alyre, 7 dans le quartier du Champ-Gile et des Minimes, 6 à Chantoing et aux Quatre-Maisons (bord du ruisseau); 6 au Bois-de-Cros; 5 dans les environs de Jaude; 3 à Fontgiève; 4 dans le voisinage de la place des Boucheries; 2 à la Pradelle et à Rabanesse (bord du ruisseau); et 3 seulement dans la partie haute et saine de la ville.

Les eaux potables sont parfaitement pures, elles viennent des sources *sous-laviques* de Royat. Leur température varie entre $+10°$ et $+11°$ centigrades.

Montferrand est situé comme Riom sur un monticule de calcaire (1). Les conditions hygiéniques sont à peu près les mêmes, la population agglomérée est de 4,000 âmes dans la première ville, d'environ 13,000 dans la seconde. Montferrand compte 15 morts, et Riom 2 seulement.

Dans ces deux villes, l'eau des fontaines est semblable à celle de Clermont (2).

Mozac, dont la population fournit un chiffre de 1,231 habitants, a compté trois cholériques qui ont guéri. Deux de ces cholériques ont pénétré dans les

---

(1) A Riom, le calcaire marneux est recouvert sur plusieurs points de cailloux roulés.

(2) Nous ne dirons rien ici de Volvic et d'Enval. Nous parlerons plus loin de ces localités et des cholériques peu nombreux qu'on y a observés.

lieux où l'épidémie exerçait des ravages considérables. Cette commune située à l'ouest de Riom, est assise sur un sol intermédiaire à celui de la montagne et de la Limagne; partout on trouve des cailloux roulés ou des marnes calcaires. L'on y boit, comme à Riom, des eaux qui viennent de Saint-Genès et qui naissent sous la lave de Volvic.

La commune d'Arlanc est placée à l'extrémité méridionale de la petite plaine tertiaire et alluviale du Livradois. Plusieurs des groupes d'habitations qui font partie de son territoire ont été ravagées par l'épidémie de 1849.

Le village de Cours, où l'on a observé quelques cas de choléra-morbus, s'élève sur les coteaux qui unissent la plaine à la montagne.

Le bourg qui a compté aussi plusieurs cholériques, est bâti sur la rive droite et très-près de la Dolore.

La ville est en partie sur le sommet et en partie sur les pentes septentrionales d'un monticule granitique placé entre la vallée où coule la Dolore et les plaines humides arrosées par le Rioutard et la Dore.

La partie haute et bien aérée de la ville a présenté un nombre de cholériques moins grand que les rues étroites et les parties basses.

Dans le bassin du Livradois, de même que dans la Limagne, nous avons à signaler une anomalie inexplicable. L'épidémie a respecté le village de Marsac qui occupe la partie la plus humide, la plus marécageuse et la plus basse, pour se jeter sur la ville d'Arlanc qui est à environ 550 mètres au-dessus du niveau de la mer. Il est vrai de dire que cette ville est dominée par des montagnes peu éloignées dont la hauteur dépasse 1,000 mètres, et qu'elle est exposée à l'action des brouillards qui se forment dans la vallée de la Dolore et dans une grande partie du Livradois.

Cette esquisse topographique terminée, il nous reste à étudier l'influence des phénomènes atmosphériques.

Les observations météorologiques que nous possédons ont été recueillies à Clermont par M. Lecoq, professeur d'histoire naturelle. Nous les avons appliquées aux villes et villages de Cebazat, St-Beauzire et Gerzat, qui sont situées dans la plaine à 6, 8 ou 10 kilomètres du chef-lieu du département. En voici le résumé :

Pendant les premiers jours du mois de juin 1849 la température a varié entre + 27° et 31° centigrades ; le temps était chaud, les vents d'est ont dominé, le baromètre s'est maintenu à une assez grande hauteur.

Le 7 juin, le thermomètre marquait + 28°, la colonne barométrique atteignait le matin 732 mm., le soir elle descendait à 729 ; le temps était beau et le vent venait de l'orient.

Le lendemain un orage accompagné de pluie

éclate, le baromètre descend à 724 et le thermomètre à + 18° 5.

Le 10 juin, le premier cas de choléra-morbus se
montre à Clermont dans le quartier St-Alyre, il est
constaté par le docteur Imbert.

Les orages et les pluies se renouvellent fréquemment jusqu'au 14. Pendant cette période les vents
d'est continuent de dominer, le thermomètre ne dépasse pas + 23°, et le baromètre se maintient entre
721 et 728 mm.

Le 15 juin, le thermomètre est à + 15°; le vent
d'ouest apparaît pendant la nuit, un orage éclate.
Le surlendemain le sud-ouest souffle, la température s'élève à + 18°,5 centigrades, et le baromètre
remonte à 732 dans la soirée.

Le 17, une petite pluie passagère n'empêche point
le beau temps de revenir et le thermomètre de mon-
ter. Quoiqu'un peu couvert, le temps est assez beau
jusqu'au 25. Ce jour-là pluie chaude, vent E.-N.-E.

Revenons sur nos pas et étudions la marche de
l'épidémie depuis le 10 juin.

Le 17, Caudron fils est atteint; le 24, c'est un
tisserand du faubourg St-Alyre; et le 29, la femme
d'un cultivateur de Montferrand.

Le 30, pendant que le vent S.-E. règne, un orage
se forme le soir, la pluie tombe, le baromètre descend à 726 et le thermomètre à + 20°.

Cet orage n'exerce aucune influence sur la marche

de l'épidémie, qui s'apaise dans les premiers jours de juillet, reprend le 7 et le 8, s'apaise de nouveau et sévit avec intensité depuis le 13 juillet jusqu'au milieu de septembre, dans les communes comprises dans notre tableau météorologique.

En résumé, pendant le mois de juin les vents E.-N.-E. et S.-E. ont soufflé 26 jours, les vents d'ouest pendant 4 jours seulement.

Les chaleurs ont été très-modérées ; le thermomètre n'a pas dépassé + 31°, et les orages, après l'avoir fait beaucoup baisser pendant une grande partie du mois, ne lui ont permis de remonter à + 30° que tout à fait à la fin du mois.

Les vents ont également beaucoup varié pendant les mois suivants, comme on peut le voir ci-dessous :

	Juillet.	Août.	Sept.
Vents de N., NNE. et NE.	11 fois.	7 f.	3 f.
— E., ENE., SE., SSE.	7	9	5
— O., NO., NNO.,	2	7	2
— S., SSO., SO., OSO.	10	7	4

Nous avons cru nécessaire de joindre à ce résumé un tableau quotidien des phénomènes météorologiques constatés à midi pendant les mois de juillet, août et septembre, et du nombre des cholériques observés dans les communes de St-Beauzire, Gerzat, Cebazat et Clermont :

JUIL-LET.	OBSERVATIONS MÉTÉOROLOGIQUES FAITES A MIDI, A CLERMONT-FERRAND, Par M. H. Lecoq.						CHOLÉRIQUES observés A CLERMONT, GERZAT, CEBAZAT ET SAINT-BEAUZIRE.	
Jours.	Baro-mètre.	Thermo-mètre 100° du barom.re.	Thermo-mètre 100° extérieur.	Hygromètre	Vents.	Orages et pluies.	Inva-sions consta-tées.	Morts.
	mm							
1	751,5	+21°,5	+18°,0	62	N	pluie.		
2	752,7	+21°,5	+21°,5	50	ON			
3	751,1	+22°,4	+25°,0	45	S			
4	729,0	+25°,5	+27°,5	55	OSO			
5	751,5	+21°,0	+17°,2	54	NNE	pluie.		
6	754,2	+22°,4	+21°,0	48	NNE			
7	755,4	+25°,1	+29°,0	44	NNE	......	»	2
8	754,2	+24°,6	+51°,0	54	ESE	......	»	1
9	754,1	+26°,5	»	»	»			
10	755,0	+25°,6	+27°,0	65	NE	pluie.		
11	754,0	+26°,1	+26°,1	61	NE			
12	752,0	+26°,2	+24°,7	54	ENE			
13	750,0	+25°,5	+25°,6	50	E	......	»	2
14	729,1	+25°,4	+24°,4	50	NNE			
15	728,0	+26°,0	+27°,5	58	SSO	or.et pl.	1	1
16	729,5	+25°,1	+24°,7	49	ENE	......	»	2
17	729,7	+24°,5	+25°,2	41	SE	......	1	2
18	728,8	+25°,0	+27°,0	44	SO			
19	750,0	+25°,5	+24°,0	48	NE	......	1	
20	725,6	+24°,0	+24°,2	51	ESE	......	1	5
21	750,9	+22°,7	+19°,9	50	NO	......	»	2
22	755,7	+22°,0	+19°,8	55	NNE	......	»	2
23	728,7	+25°,7	+20°,4	55	SO	......	2	2
24	722,4	+25°,6	+26°,4	55	S	pluie.	5	
25	726,1	+21°,1	+21°,0	47	SSO	pluie.	1	5
26	728,1	+22°,5	+22°,0	47	OSO	......	4	5
27	752,5	+22°,2	+21°,0	47	N	......	4	5
28	755,2	+22°,8	+25°,0	47	NE	......	2	2
29	751,4	+22°,2	+22°,0	59	E	......	5	1
30	751,9	+25°,0	+21°,6	57	OSO	......	1	1
31	751,6	+22°,8	+22°,9	64	OSO	......	»	5

AOUT.	OBSERVATIONS MÉTÉOROLOGIQUES FAITES A MIDI, A CLERMONT-FERRAND, Par M. H. Lecoq.						CHOLÉRIQUES observés A CLERMONT, GERZAT, CEBAZAT ET SAINT-BEAUZIRE.	
Jours.	Baro-mètre.	Thermo-mètre 100° du barom.uc.	Thermo-mètre 100° extérieur.	Hygromètre	Vents.	Pluies et orages.	Inva-sions consta-tées.	Morts.
	mm							
1	754,6	+22°,2	»	»	»	.....	2	»
2	753,7	+22°,0	+20°,6	53	NE	.....	2	2
3	750,3	+22°,7	+23°,9	52	SSO	.....	3	»
4	726,0	+23°,9	+24°,0	57	E	.....	2	1
5	725,0	+22°,6	»	»	NNO	orage..	6	7
6	751,6	+22°,9	+22°,6	58	NE	pl. d'or.	2	5
7	732,9	+23°,0	+24°,0	46	NE	.....	4	3
8	752,7	+29°,0	+31°,0	52	ONO	.....	5	5
9	728,4	+26°,6	+21°,5	69	SO	pl. d'or.	2	5
10	732,2	+23°,5	+23°,8	53	OSO	.....	3	4
11	751,7	+24°,4	+26°,5	46	E	.....	5	9
12	728,2	+24°,0	+33°,5	35	SSE	.....	5	4
13	729,4	+23°,8	+21°,0	76	E	pl. d'or.	11	4
14	750,9	+23°,8	+21°,9	46	O	pl. d'or.	9	4
15	755,8	+22°,8	+20°,0	53	NNO	.....	13	9
16	729,5	+23°,7	+26°,0	52	SSE	pl. le sr.	5	4
17	750,6	+22°,2	+15°,0	67	ENE	pl. d'or.	5	7
18	750,8	+21°,0	+20°,0	67	ENE	pl. la n.	7	7
19	752,4	+19°,0	+17°,5	45	NNO	.....	6	6
20	757,5	+19°,0	+16°,0	67	NNE	.....	1	7
21	757,2	+19°,0	+16°,4	67	SSO	.....	2	2
22	755,8	+20°,1	+20°,1	48	SO	.....	2	2
23	752,4	+21°,0	+22°,0	47	SO	.....	5	7
24	755,2	+21°,0	+23°,0	52	OSO	.....	»	5
25	731,5	+21°,4	+22°,5	51	NNE	pl. le jr.	4	3
26	755,7	+22°,0	+21°,1	40	SSE	.....	4	2
27	732,0	+21°,4	+23°,5	40	N	.....	6	4
28	751,7	+21°,9	+21°,1	52	NO	.....	1	6
29	750,5	+21°,0	+21°,0	45	NNE	.....	1	5
30	750,8	+23°,0	+22°,5	43	O	.....	4	5
31	727,7	+23°,6	+26°,0	59	ESE	.....	1	2

SEP-TEM-BRE.	OBSERVATIONS MÉTÉOROLOGIQUES FAITES A MIDI, A CLERMONT-FERRAND, Par M. H. LECOQ.						CHOLÉRIQUES observés A CLERMONT, GERZAT, CÉBAZAT ET SAINT-BEAUZIRE.	
Jours.	Baro-mètre.	Thermo-mètre 100° du baromtre.	Thermo-mètre 100 extérieur.	Hygromètre	Vents.	Pluies et orages.	Inva-sions consta-tées.	Morts.
	mm							
1	725,4	+25°,2	+27°,0	47	SSE	.....	9	6
2	728,2	+25°,0	+26°,1	50	O	pl. d'or.	2	6
3	731,0	+22°,0	»	»	»	pl. d'or.	4	6
4	730,8	+25°,1	+23°,5	60	ESE	or. lesr.	»	1
5	729,0	+22°,5	+23°,0	53	SE	orage.	2	5
6	»	»	»	»	NO	orage.	2	5
7	730,1	+25°,0	+23°,5	58	NE	.....	1	1
8	731,0	+25°,0	+22°,5	53	NNE	pl. d'or.	1	1
9	728,5	+22°,5	+20°,4	61	OSO	pluie.	»	2
10	720,5	+20°,0	+20°,6	62	NNE	pl. dejr.	5	1
11	714,6	+19°,5	+16°,9	86	SO	pl. dejr.	1	1
12	717,8	+19°,5	+19°,2	82	SSO	.....	1	3
13	729,7	+18°,2	+16°,5	67	OSO	pluie.	»	»
14	736,7	+18°,0	+18°,0	58	ESE	.....	»	1
15	733,5	+18°,0	+18°,5	59	SSE	.....	»	»
16	.....	.....	.....	....	....	.....	»	1
17	.....	.....	.....	....	....	.....	»	1
—	—	—	—	—	—	—	—	—
OCTO-BRE.								
4	.....	.....	.....	....	....	.....	1	»
10	.....	.....	.....	....	....	.....	»	1

Récapitulons en quelques mots les observations que nous avons recueillies sur les influences exercées par le sol, le sous-sol, les cours d'eau, les marais, l'élé-

2

vation des lieux, les habitations, la nourriture et les accidents atmosphériques.

1°. Toutes les montagnes et les plateaux formés de terrains primitifs, plutoniques ou volcaniques, situés à plus de 600 mètres au-dessus du niveau de la mer, ont été épargnés par le choléra-morbus. Cependant le génie épidémique a fait sentir son influence dans ces régions élevées où il a déterminé des cholérines assez nombreuses.

2°. Les coteaux ont peu souffert, mais plusieurs des vallées placées le long du bord occidental de la Limagne dans les cantons de Riom, de Clermont et de Veyre ont été envahies.

3°. C'est surtout dans l'ancien marais que l'épidémie a sévi avec le plus d'intensité et a fait les plus grands ravages.

Pour expliquer ces différences, il faut admettre que le génie épidémique a plané sur toute notre contrée, et qu'il a spécialement frappé les parties de notre territoire qui offraient des conditions hygiéniques les plus défavorables.

L'humidité, la stagnation de l'air ont très-probablement joué un rôle important, car nous voyons la maladie cholérique attaquer de préférence les terres marécageuses, les rues humides, les bords des cours d'eau ; s'arrêter au-dessous des plateaux montagneux, et respecter les lieux où la ventilation est plus complète, et où le sous-sol est composé de roches d'origine ignée qui n'ont point été remaniées par les eaux des lacs ou de la mer.

Mais pourquoi certains villages placés au voisinage des marais ou au bord des ruisseaux ont-ils été épargnés ? C'est là un mystère complétement inexplicable pour nous.

Si l'on étudie l'action du sous-sol, sans tenir compte de l'élévation des lieux et des influences des terres environnantes, on reconnaît qu'elle est tout à fait insignifiante. Clermont-Ferrand est bâti sur la wackite, Cebazat et Gerzat sur des tufs volcaniques d'alluvion, Montferrand et les Martres sur le calcaire, Arlanc sur le terrain cristallisé. Mais il faut ajouter que cette dernière ville, lorsque les vents d'est et nord soufflent, reçoit les effluves des terrains humides arrosés par la Dore, ce qui modifie d'une manière fâcheuse les conditions hygiéniques au milieu desquelles vivent ses habitants.

Les miasmes paludéens suffisent-ils pour expliquer la présence du choléra-morbus parmi nous ? Non encore. Avant 1765, la rivière d'Allier était entourée de délaissements plus nombreux (1). Les marais étaient plus étendus et plus nuisibles ; on voyait fréquemment apparaître des fièvres intermittentes per-

---

(1) Des digues latérales et de fréquents *dragages* ont beaucoup amélioré son cours.

nicieuses, et cependant on n'a point, à cette époque désastreuse, observé le choléra-morbus épidémique dans la Limagne d'Auvergne. Ce qui prouve encore que les effluves paludéens ne sont pas la cause réelle du choléra-morbus, c'est que plusieurs villages qui sont fréquemment ravagés par la fièvre intermittente et par les maladies qui en sont la suite, n'ont point été visités par la dernière épidémie : tels sont Jose, Surat et Piorry; tandis que d'autres localités, où la fièvre intermittente est très-rare, ont offert une assez grande quantité de cholériques.

Mais si les marais et les miasmes qu'ils répandent ne sont pas la cause prochaine du choléra, il faut convenir qu'ils favorisent singulièrement ses progrès, et qu'ils tendent à fixer les émanations qui le produisent; car c'est surtout dans le marais qu'il a fait le plus grand nombre de victimes.

Les eaux potables nous ont offert d'assez nombreuses variations. Elles sont parfaitement pures à Clermont, à Chamalières et à Riom ; elles sont de bonne qualité à Arlanc; elles contiennent des petites quantités de carbonate de chaux et d'argile à Gerzat et St-Beauzire : mais ces différences se remarquent aussi dans les autres localités qui n'ont eu à regretter aucune perte par le choléra-morbus.

Comme l'humidité et les eaux stagnantes exercent une influence indubitable sur la production des fièvres

intermittentes et des engorgements de la rate ; comme
elles augmentent l'action des miasmes cholériques, il
est à désirer que l'on complète le dessèchement commencé au dix-septième siècle, et sur lequel nous avons
appelé l'attention au commencement de ce travail.

Une nourriture insuffisante, mauvaise, et trop
exclusivement végétale; un travail excessif fréquemment continué après l'invasion de la cholérine, des
habitations malsaines et mal aérées, ont, plus souvent que l'ivrognerie, joué le rôle de cause prédisposante et agravante parmi nos populations agricoles.

Les communes de Gerzat et de St-Beauzire renfer-
ment certainement une moins grande quantité d'ivrognes que Clermont, et cependant la proportion des
cholériques y a été beaucoup plus considérable que
dans cette dernière localité.

Pourrons-nous expliquer la présence du choléra-
morbus épidémique, en invoquant l'influence des
variations atmosphériques? Non encore. Bien d'autres fois des variations semblables ont eu lieu, qui
n'ont occasionné que de très-rares choléra-morbus
sporadiques. Chaque médecin, avant 1849, comptait,
après vingt ans d'exercice, deux, trois ou quatre cas
de choléra-morbus qui s'étaient presque toujours ter-
minés par la guérison. Et cependant des marais plus
étendus existaient dans la plaine; des orages affreux et
des inondations avaient dévasté des vallées tout entiè-
res (Royat, en 1835), l'Allier était sortie de son lit, et

avait couvert les campagnes à de grandes distances (1).

Mais si les changements survenus dans les phénomènes météorologiques n'expliquent point à eux seuls la présence du choléra-morbus, on doit avouer qu'ils jouent évidemment le rôle de cause aggravante.

Les orages répétés ont sensiblement augmenté le nombre des invasions et rendu plus fâcheux l'état des individus atteints de choléra-morbus.

Les 24 et 25 juillet, la pluie tombe et augmente la quantité des malades; le 5 août, le temps est orageux; le 6, l'orage éclate; il se renouvelle le 9, le 13, le 14, le 16, le 17 et le 18. L'on peut s'assurer en jetant un coup d'œil sur notre tableau météorologique, que depuis le 5 jusqu'au 18 août, le nombre des décès et des invasions a été très-considérable.

Il est évident, d'après cela, que les accidents météorologiques, les *circumfusa*, la nourriture et le genre de vie, ont exercé une action manifeste sur la marche du choléra-morbus et sur le nombre des invasions; mais nous ne pouvons pas expliquer, à l'aide

---

(1) Nous devons faire remarquer qu'en 1850, le nombre des cas de choléra-sporadique a été plus considérable que pendant les années qui ont précédé l'invasion épidémique; la même observation s'applique à l'année 1846; et, chose digne de remarque, cette même année 1846 a fourni, dans l'arrondissement de Riom, un grand nombre de cas de dysenteries épidémiques. (Voir épidémie de Teilhède dans les *Mémoires de l'Académie nationale de médecine,* 1849, t. 14, p. 129.)

de ces seuls phénomènes, l'apparition de l'épidémie.

Les orages se succèdent pendant le mois de septembre, et cependant l'épidémie s'apaise dans les communes de Clermont, Cebazat, St-Beauzire et Gerzat, tandis qu'elle sévit avec une assez grande intensité à Pont-du-Château et aux Martres-de-Veyre, qui sont soumis aux mêmes variations atmosphériques. Orcet, le Cendre, Lempdes et Cournon sont entourés d'une demi-ceinture cholérique formée par les communes de Pont-du-Château, Gerzat, Clermont et les Martres-de-Veyre; leurs conditions géologiques et météorologiques, sont semblables ou peu différentes, et cependant ils sont épargnés.

Nous le répétons, une cause dont la nature est inconnue, a plané sur notre département tout entier; elle a trouvé dans certaines localités des conditions favorables à son développement, et elle y a déterminé le choléra-morbus. Dans d'autres endroits, elle a occasionné seulement des cholérines.

Les lieux élevés à plus de 600 mètres, et dont le sous-sol est formé de roches primitives, plutoniques ou vulcaniennes, n'ont présenté aucun cas de choléra-morbus ayant pris naissance dans la partie montagneuse; les marécages, les bords des ruisseaux, les rues étroites, en un mot, l'humidité et le défaut de ventilation, ont rendu plus active l'action des miasmes cholériques. Mais nous repoussons l'idée de ceux qui pensent qu'on peut expliquer la présence ou l'absence du choléra-morbus, en tenant compte uniquement des influences hygiéniques locales.

INFLUENCE DE L'AGE, DES SEXES, DES PROFESSIONS, DE L'INTEMPÉRANCE.

Examinons tout d'abord si les différents âges ont été également atteints par le choléra-morbus. Le tableau suivant nous fournira les éléments nécessaires pour trancher cette question.

ARRONDS.	COMMUNES.	0 à 2 ans.	2 à 5 ans.	5 à 15 ans.	15 à 25 ans.	25 à 40 ans.	40 à 60 ans.	60 et au-delà.	Total.
Clermont-F. / Clermont.	Clermont. (villes..	"	"	6	3	24	20	21	121
	(hôpital.	"	"	1	11	14	12	9	
	Gerzat..........	1	"	1	2	15	9	11	39
	Cebazat..........	4	1	1	7	"	9	"	22
	Pont-du-Château..	"	"	"	1	4	7	2	14
	Martres-de-Veyre..	3	1	2	"	3	2	1	12
	Beaumont........	"	"	"	1	"	"	4	5
	Romagnat........	"	"	"	"	1	1	1	3
	Chamalières......	"	"	"	"	"	3	"	3
Ambert.	Arlanc..........	3	3	6	3	6	14	11	48
Riom.	Riom...........	"	1	2	1	1	1	"	6
	Saint-Beauzire....	2	"	1	1	4	18	4	30
	Ennezat.........	"	"	"	1	3	2	"	6
	Saint-Ignat.......	"	"	"	"	2	2	1	5
	Volvic..........	"	"	1	"	1	"	"	2
	Saint-Hippolyte...	"	"	"	1	"	"	"	1
	Total..........	13	6	21	34	78	100	65	517 (1)

(1) Plusieurs cholériques n'ont pas été indiqués dans ce tableau, parce qu'on ignorait leur âge. Quelques-uns appartiennent aux communes des Martres-sur-Morge, Effiat et Cellule.

Les chiffres contenus dans ce tableau démontrent qu'aucun âge n'a été respecté par l'épidémie cholérique ; néanmoins, nous avons vu les enfants et les adolescents moins fréquemment atteints que les adultes et les vieillards.

L'influence épidémique n'a point agi avec la même intensité sur les deux sexes ; généralement, le nombre des femmes atteintes l'a emporté sur celui des hommes. Au début de l'épidémie surtout, cette différence a été remarquable. Disons cependant qu'aux Martres-de-Veyre, à Chamalières et à Cebazat, la proportion s'est montrée à peu près la même.

Cette différence tient peut-être à ce que les hommes des campagnes, vivant plus que les femmes hors de leurs habitations, sont plus robustes qu'elles, et résistent mieux à l'action des agents atmosphériques.

A l'Hôtel-Dieu de Clermont, nous avons constaté une prédominance très-marquée du côté des hommes. Ce fait s'explique par la présence d'un certain nombre de voyageurs et de passagers qui sont venus mourir dans notre hôpital.

Dans la plupart des localités, les femmes ont payé à la mort un plus large tribut. Nous invoquerons à l'appui de ces diverses observations les chiffres renfermés dans le tableau suivant, où nous avons indiqué, pour chaque commune ravagée par l'épidémie, le nombre des sujets des deux sexes atteints et décédés, et séparément celui des militaires, qui forment une population tout à fait distincte et hors ligne.

Tableau *représentant par sexe le nombre des attaques et des décès cholériques en 1849.*

ARRONDISSEMENTS.	COMMUNES.	SEXE MASCULIN.				SEXE FÉMININ.		TOTAUX.	
		MILITAIRES.		CIVILS.					
		Attaq.	Décès.	Attaq.	Décès.	Attaq.	Décès.	Attaques.	Décès.
Clermont-Fd	Clermont (1) { villes.	"	"	29	29	45	45	141	121
	Clermont (1) { hôpit.	17	8	51	24	19	15		
	Gerzat.............	"	"	23	17	36	22	59	59
	Cebazat...........	"	"	16	11	15	11	31	22
	Pont-du-Château...	"	"	8	4	15	10	23	14
	Martres-de-Veyre..	"	"	9	6	9	6	18	12
	Romagnat.........	"	"	1	"	5	5	6	5
	Chamalières......	"	"	2	2	2	1	4	3
	Beaumont........	"	"	1	1	4	4	5	5
Ambert.	Arlanc (1)........	"	"	14	14	34	34	48	48
Riom.	Saint-Beauzire....	"	"	16	14	26	16	42	30
	Ennezat (Marais)..	"	"	3	2	5	4	8	6
	Riom. { hôpital (3).	2	2	"	"	"	"	6	6
	Riom. { Marais....	"	"	3	3	1	1		
	Saint-Ignat (1)....	"	"	3	3	2	2	5	5
	Mozat..........	"	"	2	"	1	"	3	"
	Enval (St-Hippolyte.	"	"	1	1	"	"	1	1
	Aigueperse........	"	"	(2)	"	"	"	1	"
	Le Cheix (Cellule)..	"	"	(2)	"	"	"	1	1
	Olhat (Effiat).....	"	"	(2)	"	"	"	1	1
	Volvic...........	"	"	"	"	2	2	2	2
	Martres-sur-Morge.	"	"	(2)	"	"	"	3	2
	Totaux........	19	10	162	151	221	176	408	321

(1) A Clermont, à Montferrand, à Arlanc et à St-Ignat, le nombre des attaques et des guérisons n'est pas exactement connu.

(2) Sexe inconnu pour le Cheix, les Martres, Aigueperse et Olhat.

(3) Communication du docteur Deval, médecin de l'hôpital de Riom.

La population riche ou aisée a fourni un contingent moins considérable que les classes ouvrières et indigentes. Cette différence n'est cependant pas aussi grande qu'on pourrait le croire au premier abord ; car le nombre des riches, comparé à celui des personnes sans fortune, est beaucoup moins considérable. Nous ferons même remarquer que dans certaines communes, à Chamalières et aux Martres-de-Veyre, par exemple, les gens aisés ont été plus maltraités que les journaliers et les pauvres. A St-Beauzire, les personnes aisées forment plus du tiers des cholériques; dans les autres communes, le choléra-morbus a surtout frappé les ouvriers et les paysans.

Parmi les populations agricoles, on trouve, et cela est tout naturel, un grand nombre de cultivateurs et de journaliers. Dans les villes, ce sont les ouvriers et les journaliers qui dominent. Arlanc nous a fourni beaucoup de denteleuses, Pont-du-Château 3 ou 4 mariniers.

Ce qu'il y a de remarquable, c'est que dans la première de ces communes, le nombre des gens sobres dépasse celui des ivrognes et des intempérants (30 sobres, 10 intempérants). Un autre fait vient confirmer indirectement cette singularité. A Gerzat et à St-Beauzire, où l'ivrognerie est rare, la mortalité, si on la compare à la population, a été très-considérable ; à Clermont, au contraire, où les gens intempérants abondent, les cholériques ont atteint un chiffre proportionnel beaucoup moins grand.

Dans notre département, une nourriture mauvaise ou insuffisante, et des habitations malsaines placées au milieu des terres marécageuses ou au bord des ruisseaux, ont joué plus fréquemment que l'intempérance, le rôle de cause prédisposante.

C'est sans doute pour l'un de ces motifs que nous avons vu figurer si souvent les meuniers dans les relevés statistiques de Clermont, d'Arlanc, des Martres-de-Veyre et de Chamalières.

DÉBUT DE L'ÉPIDÉMIE.

C'est à Clermont-Ferrand que l'on a observé le premier cas de choléra-morbus. Le 9 juin, la femme Brugère, âgée de 32 ans, présente les symptômes du choléra-morbus. Elle meurt après 36 heures de souffrances. (Docteur Imbert.)

Caudron fils succombe (1) le 17, et Antoine Roche, propriétaire, domicilié dans le faubourg St-Alyre, le 24 juin.

La femme Rochon-David, de Montferrand, est victime de la même maladie le 29 juin.

Après cette époque l'épidémie diminue; mais le

---

(1) On a élevé des doutes sur la nature de la maladie qui a fait périr Caudron père (cet homme était âgé de 80 ans); ce qui nous a empêché de le comprendre dans notre relevé.

16 juillet elle sévit avec beaucoup plus d'intensité, arrive à son apogée dans le mois d'août, puis s'apaise et finit vers le milieu du mois de septembre.

L'Hôtel-Dieu a reçu le sergent Piétry le 17 juillet, Croze le 18, une domestique de Clermont et une femme de Gerzat le 19 et le 20 ; mais tous ces malades habitaient hors de l'hôpital au moment où ils ont été atteints du choléra-morbus. Il n'en est pas de même de la nommée Marie Constantia, domestique, âgée de 31 ans, qui avait été reçue le 16 juillet et qui a présenté le 23 du même mois, tous les symptômes du choléra-morbus (1).

Il résulte de ces renseignements dont nous garantissons l'exactitude, que l'épidémie avait déjà fait d'assez nombreuses victimes dans la ville alors que l'habitation de l'Hôtel-Dieu n'avait donné lieu à aucune maladie cholérique grave. C'est aussi dans la ville que le soldat Dessapt a commencé à présenter les premiers symptômes de l'affection cholérique à laquelle il a succombé le 10 octobre après 6 jours de maladie.

Pour éviter des redites, nous nous bornerons à énumérer le début et la terminaison de l'épidémie dans chacune des communes ravagées.

---

(1) C'est dans le mois d'août seulement que la salle de Saint-Vincent (médecine hommes), a présenté des cas de choléra-morbus. (Docteur Tixier.)

Tableau *indiquant le début et la terminaison de l'épidé-mie cholérique dans chaque commune.*

Arrondiss	COMMUNES.	DÉBUT.	TERMINAISON.
	Clermont { ville.......	10 juin.	10 octobre.
	Clermont { Montferrand.	28 *id.*	9 septemb.
	Clermont { hôpital.....	25 juillet.	12 *id.*
	Chamalières..........	7 *id.*	21 juillet.
CLERMONT.	Gerzat............	15 *id.*	11 septemb.
	Pont-du-Château......	25 *id.*	10 octobre.
	Cebazat............	50 *id.*	5 septemb.
	Beaumont..........	21 août.	1er *id.*
	Romagnat..........	50 *id.*	6 *id.*
	Martres-de-Veyre.....	10 septemb.	19 octobre.
AMBERT.	Arlanc.............	14 juillet.	25 août.
	Saint-Beauzire.......	15 juillet.	10 septemb.
	Saint-Ignat.........	7 août.	5 *id.*
	Volvic............	9 *id.*	16 août.
RIOM.	Saint-Hippolyte (Enval).	11 *id.*	15 *id.*
	Ennezat (marais)......	22 *id.*	15 octobre.
	Riom { marais........	50 septemb.	5 *id.*
	Riom { hôpital........	16 juin.	25 juin.
	Mozac............	2 juillet.	15 août.
	Martres-sur-Morge....	août.	août.

PÉRIODE D'INCUBATION.

Quelques faits particuliers nous ont permis d'apprécier la durée de la période d'incubation.

1°. Chassain, Jacques, cultivateur, âgé de 35 ans, marié dans la commune de St-Maurice, est entré à l'Hôtel-Dieu de Clermont le 5 août pour se faire traiter d'une douleur sciatique; le 13 août il présente les signes du choléra-morbus et il meurt le 14 du même mois. — Durée de l'incubation 7 à 8 jours.

2°. Boisson, Antoine, tailleur d'habits, âgé de 20 ans, domicilié à Valet, localité étrangère au département du Puy-de-Dôme, entre à l'hôpital le 19 août parce qu'il est atteint d'une plaie à la main; quatre jours après il succombe. — Durée de la période d'incubation 4 à 5 jours.

3°. Petit, Jean, âgé de 52 ans, maçon, vient de Blanzat le 13 août, il est reçu le même jour; les symptômes cholériques se montrent le 18, et le 19 il meurt. — 5 jours d'incubation.

4°. Enfin Dupont, Marie, âgé de 8 ans, habitant du Vernet dans la montagne, entre le 24 août; il se refroidit le premier septembre, et il meurt le 6. — Incubation de 7 jours.

D'après ce qui précède, plusieurs individus habitant des communes où l'épidémie n'a pas pénétré, sont venus se faire traiter à l'Hôtel-Dieu de Clermont de maladies diverses, et après un séjour de 4, 5, 6 ou 7 jours, dans une ville où l'épidémie sévissait avec peu d'intensité, ils ont été atteints du choléra-morbus.

DE L'INFECTION ET DE LA CONTAGION.

Le premier exemple de choléra-morbus constaté dans le département du Puy-de-Dôme est celui du nommé Pruviers-Desgeorges, peigneur de chanvre, âgé d'environ 50 ans. Revenant de Paris en diligence, il s'y trouve indisposé et descend le 16 avril, à Montaigut où il est pris de symptômes non équivoques de choléra-morbus (déjections alvines ressemblant à de l'eau de riz, refroidissement, cyanose, crampes, etc). Il meurt après vingt-six heures de souffrances (1), sans que sa maladie se soit transmise aux voyageurs qui s'étaient trouvés avec lui, ni aux domestiques de l'hôtel où il est descendu.

Voici un autre exemple du même genre :

Leroy, Jean, cultivateur âgé de 23 ans, fait un voyage à Clermont le 10 août ; dans la journée, il se sent mal à l'aise ; le lendemain, on le ramène à Enval (commune de Saint-Hippolyte) où il habite ordinairement. Le 13, à midi, le refroidissement, les crampes et la cyanose commencent, et il meurt dans la nuit du 14 au 15 août. — Ce fait démontre en même temps, et la brièveté de la période d'incubation et l'absence de toute influence contagieuse ; car aucun autre cas n'est venu frapper les habitants de la commune de Saint-Hippolyte.

A peu près à la même époque, le choléra régnait à Cebazat (arrondissement de Clermont). Une jeune personne de Volvic, âgée de 12 ans, fille de De-

---

(1) Nous devons ces renseignements à notre honorable confrère Chabrol, docteur-médecin à Montaigut.

bord Besserve (dit Cebazaire), se rend à Cebazat le 5 août : de retour le 9, elle ressent les symptômes cholériques les plus tranchés et succombe dans la nuit suivante.

Le jeudi 16 août, la mère de cette jeune personne présente le même cortége de symptômes ; le même jour, à 9 heures du matin, elle subit le sort de sa fille avec laquelle elle était allée à Cebazat. Cette observation, de même que les précédentes, éloigne l'idée de contagion, attendu qu'il ne s'est produit à Volvic aucun autre cas de choléra-morbus.

Ces divers renseignements ne peuvent être révoqués en doute ; les uns ont été recueillis par nous, les autres nous ont été communiqués par notre confrère Chappus, docteur en médecine à Volvic.

Autre fait : Le 12 août, le sieur Dumas, Pierre, cultivateur, âgé de 39 ans et habitant à Mozac, fait un voyage dans le marais voisin de St-Beauzire ; il ne se livre à aucun excès ; à 11 heures du soir, il éprouve des coliques, des vomissements, des crampes, de la diarrhée, un grand froid et une coloration *violette*. L'on parvient à obtenir la réaction, et, deux jours après, il reprend son travail.

MALADIES CHOLÉRIQUES.

On a distingué plusieurs espèces d'affections cholériques. L'une légère porte le nom de cholérine ;

l'autre, un peu plus grave, a reçu le nom de choléra-morbus sporadique ; enfin la troisième, bien plus dangereuse que les deux autres, est le choléra-morbus épidémique.

Disons quelques mots des deux espèces observées en 1849 dans notre département. Nous voulons parler de la cholérine et du choléra-morbus épidémique.

La cholérine s'est montrée, dans presque toute l'étendue de notre département, dans la montagne comme dans la Limagne, dans la plaine, sur les coteaux et sur les hauteurs. Les médecins l'ont diversement baptisée, mais la physionomie de cette affection a été à peu près la même partout. Nous croyons nécessaire de signaler les variétés de formes qu'elle a présentées.

Quand la cholérine était légère, les personnes atteintes éprouvaient un frisson peu intense auquel succédaient des coliques et une diarrhée abondante et répétée, suivi de la chute rapide des forces. Au bout de quelques heures, la maladie s'apaisait, la diarrhée continuait, dans beaucoup de cas, pendant un certain nombre de jours, mais elle n'était accompagnée d'aucun phénomène annonçant un état alarmant.

Lorsque la cholérine était plus forte, le frisson était plus intense et plus durable; il y avait de la céphalalgie, de la soif, de l'anorexie ; un enduit muqueux recouvrait la langue, une diarrhée abondante et répétée et des vomissements accompagnaient

ces phénomènes morbides. Tous ces accidents déterminaient, en peu de temps, une prostration considérable. Les évacuations étaient tantôt légèrement
bilieuses, tantôt semblables à de l'eau de riz ou à du
petit lait mal clarifié. On observait dans beaucoup
de cas des crampes dans les membres, une petitesse
et une fréquence du pouls très-marquées. Quelques
malades ont éprouvé des menaces de syncope ou un
état d'anéantissement et d'insensibilité apparents.

Cette maladie, bien traitée, n'a offert, en général, aucune gravité : ce qui a contribué à garantir la
bourgeoisie du choléra-morbus. Il est arrivé bien des
fois, au contraire, que les cultivateurs et les ouvriers, au lieu de se soigner convenablement, ont
continué de sortir et de travailler, et ils n'ont pas
tardé à présenter les symptômes graves dont nous
allons bientôt nous occuper.

Le traitement de la cholérine a consisté dans l'emploi des tisanes de tilleul, de gomme ou de riz ; dans
l'usage des potions opiacées, des quarts de lavements
préparés avec l'eau de racine de guimauve et de têtes
de pavots, de la décoction d'amidon mêlée avec une
petite quantité de laudanum de Rousseau.

Les vésicatoires sur l'épigastre, l'eau de Seltz, la
potion de Rivière, ont servi à combattre les vomissements rebelles.

Les potions calmantes éthérées ont été opposées à
l'épigastralgie.

Quand il y avait complication d'embarras gastrique, sans rougeur ni sécheresse à la langue, sans endolorissement de l'estomac, augmentant par la pression de la main, sans fièvre vive, l'administration de la poudre d'ipécacuanha, à dose vomitive, a modifié avantageusement la marche de la cholérine.

Au début, le malade était mis à la diète absolue ; plus tard, on permettait l'usage des bouillons et des soupes ; mais on était obligé de surveiller avec soin les digestions, car la moindre imprudence de régime déterminait des récidives plus fâcheuses que la maladie première.

Pendant la convalescence, les dispepsies ont été combattues par l'emploi de la tisane de camomille, du diascordium, de la thériaque, de la rhubarbe ou de la poudre de quina.

Le choléra-morbus a tantôt succédé à la cholérine, tantôt il a débuté par le refroidissement qui marque sa première période. Ce refroidissement a beaucoup varié. Chez les uns il était fort intense et se prolongeait pendant plusieurs heures ; la cyanose paraissait bien dessinée et presque générale ; chez d'autres le froid était moins prononcé et la teinte bleue restait bornée aux ongles, aux mains, aux lèvres et aux paupières. Les yeux s'excavaient, et chez un petit nombre de malades la conjonctive était injectée et la cornée transparente couverte d'une couche mince de mucus.

Pendant la durée de la période algide, le visage se rétractait, les pommettes devenaient dures comme le tissu cellulaire d'un cadavre qui vient de se refroidir; le pouls était petit, filiforme ou tout à fait insensible; la langue et l'air expiré étaient frais ou tout à fait froids; la voix était modifiée, affaiblie, rauque ou éteinte, et la respiration généralement fréquente et gênée.

Le refroidissement était extérieur, car les malades se plaignaient presque tous d'éprouver une chaleur intérieure excessive, et lorsque la nature ne venait point en aide, les moyens de calorification restaient sans résultat et ne déterminaient point la réaction.

Une sorte d'immobilité et d'engourdissement s'emparait d'un certain nombre de sujets : les uns semblaient étrangers à ce qui se passait autour d'eux; les autres s'agitaient, se découvraient, surtout pendant la durée des crampes qui avaient plus spécialement leur siége dans les jambes et les avant-bras, plus rarement dans les lombes, les parois abdominales et l'estomac.

La seconde période a présenté de nombreuses variations. Dans plusieurs cas, la réaction a été franche, accompagnée de phénomènes fébriles plus ou moins intenses, de céphalalgie, de chaleur à la peau, de fréquence et de force du pouls, de diminution des troubles du tube digestif; tantôt la langue restait molle et humide, tantôt elle devenait rouge et sèche, ce qui était d'un mauvais pronostic. Dans les cas heureux, les urines et les sueurs reparaissaient.

D'autres fois, on a observé une succession de réactions incomplètes et de refroidissements peu intenses, qui n'a pas empêché deux de nos malades de guérir.

Enfin, plusieurs ont offert, après la réaction, les symptômes principaux de la fièvre typhoïde ; quelques-uns ont guéri, mais la maladie a duré plusieurs semaines.

Un seul a présenté du délire, des convulsions et tous les symptômes d'une encéphalite qui s'est terminée rapidement par la mort.

Il y avait en outre des vomissements rebelles et des gardes-robes très-fréquentes. Les déjections se composaient ordinairement de liquides, ressemblant à de l'eau de riz ou du petit lait mal clarifié ; dans d'autres cas, ces liquides étaient teints en jaune par un peu de bile. Quelques malades ont rendu des ascarides lombricoïdes. Les urines étaient considérablement diminuées ou tout à fait supprimées.

Beaucoup de malades mouraient pendant la première période, ou après avoir offert les phénomènes d'une réaction incomplète.

On voit que nos malades ont bien offert tous les symptômes du choléra-morbus épidémique, observé à Paris en 1832 : mais en examinant les phénomènes morbides avec bien de l'attention, nous avons trouvé que nos compatriotes n'offraient pas une altération aussi profonde des traits du visage: les yeux

étaient moins profondément excavés, les cornées
rarement desséchées; les muscles et les os ne présen-
taient point une couleur lie de vin aussi foncée que
chez les cholériques de la capitale (1832).

Sauf les exceptions ci-dessus, l'autopsie de quelques cholériques, morts pendant la période algide,
nous a révélé des altérations semblables à celles qui
ont été trouvées dans le nord de la France.

Le tube digestif était rempli d'un liquide semblable
à celui des vomissements et des déjections alvines;
dans deux cas nous avons trouvé des ascarides dans
l'intestin grêle. Cette portion du tube digestif présentait sur sa face interne un nombre considérable de
corpuscules d'un blanc mat, du volume d'un grain
de millet. Plusieurs de ces corpuscules, examinés
avec soin, nous ont offert une petite dépression ou
une petite ouverture à leur sommet, ce qui nous a
fait supposer qu'ils étaient formés par des follicules
muqueux hypertrophiés.

La vessie était tout-à-fait vide ou contenait seulement un peu de mucus blanc et crémeux très-épais.

Les grosses veines étaient gorgées de sang noir, et
les deux cavités du cœur contenaient aussi du sang
de couleur très-foncée, ressemblant à de la gelée
de groseilles commune, ou des caillots très-mous
sur lesquels nous avons quelquefois trouvé une couche mince de fibrine de couleur jaunâtre.

Les veines des méninges et les sinus étaient for-

tement congestionnés, il en était de même des veines mésaraïques; mais la portion de la muqueuse in-
testinale, qui tapisse le bord libre des intestins, ne
nous a présenté aucune coloration anormale.

Les veines et les artères pulmonaires contenaient
aussi du sang noir très-épais, et M. Pourcher jeune
a remarqué que les poumons de l'un des soldats au-
topsiés par lui étaient plus affaissés que dans l'état
normal.

Chez deux malades qui ont présenté, avant leur
mort, des symptômes typhoïdes, nous avons en outre
rencontré des gonflements, des follicules de Peyer
qui offraient l'aspect réticulé avec quelques points
ramollis dans le premier cas ; un gonflement rouge
foncé avec épaississement de la membrane muqueuse
dans le second. Il y avait en outre quelques ulcéra-
tions très-petites. L'éruption de corpuscules d'un
blanc-mat existait également, mais les liquides contenus dans le tube digestif ressemblaient à ceux que
l'on trouve dans les affections typhoïdes ordinaires.

Le rapport de cas mortels avec les guérisons étant
indiqué dans le tableau suivant, nous croyons inutile
de faire aucune réflexion sur les chiffres qu'il présente. Seulement nous ferons remarquer que le nombre des guérisons obtenues dans les *villes* de Clermont et de Montferrand n'est pas exactement connu,
ce qui nous a empêché de le joindre aux autres états
statistiques.

NOMS DES COMMUNES.	Choléri-ques guéris.	Choléri-ques morts.	Totaux.
Clermont-Ferrand { villes...............	?	(1)	?
Clermont-Ferrand { hôpital..............	20	48	68
Gerzat.	20	39	59
Arlanc.	10 (2)	48	58
Saint-Beauzire.......................	12	30	42
Cebazat.	9	22	31
Pont-du-Château.	9	14	23
Martres-de-Veyre.....................	6	12	18
Ennezat (section du marais).............	2	6	8
Riom (hôpital et section du marais)........	"	6	6
Saint-Ignat (section de Champeiroux)......	"	5	5
Beaumont............................	0	5	5
Romagnat............................	2	3	5
Chamalières.........................	1	3	4
Volvic..............................	0	2	2
Martres-sur-Morge....................	1	2	3
Mozat.	3	0	3
Saint-Hypolite (section d'Enval)..........	0	1	1
Aigueperse (3).......................	1	0	1
Cellule (section du Cheix)..............	0	1	1
Effiat (Olhat.) (3).....................	1	0	1
Totaux.....................	97	247	344

Les chiffres ci-dessus nous conduisent à ce résultat que la moyenne des guérisons dans notre département représente à peu près les deux cinquièmes des attaques connues.

La marche du choléra-morbus a présenté, dans notre pays, les mêmes variations qui ont été observées dans le nord de la France.

---

(1) Le nombre des morts à Clermont et à Montferrand s'est élevé à 73; le chiffre des guérisons est inconnu.

(2) Renseignement donné par M. le maire d'Arlanc.

(3) Renseignement du docteur Lagout, d'Aigueperse.

Quelquefois le choléra-morbus a débuté brusquement, sans symptômes précurseurs, mais le plus souvent il a succédé à la cholérine et dans certains cas à la suette ou à la fièvre intermittente.

Les choléra-morbus foudroyants ont duré rarement moins de six heures.

Les cas graves, dont la marche a été moins rapide que les précédents, ont varié entre   1 et 5 jours.

Chez les malades qui ont offert des symptômes typhoïdes, la maladie a duré de..............   8 à 35 jours.

Enfin, les choléra-morbus légers ont varié entre............... 3 et 20 jours.

Le nombre des cholériques ayant offert des symptômes typhoïdes représente à peu près le $\frac{1}{5}^e$ des individus atteints.

MORTALITÉ COMPARÉE A CELLE DE PARIS.

Le meilleur moyen que nous ayons pour apprécier le degré de gravité de l'épidémie qui a ravagé notre pays, consiste à comparer le nombre proportionnel des décès dans nos diverses communes avec celui de la ville de Paris. Nous supposerons que la capitale de France renferme un million d'âmes.

Quant aux communes du département du Puy-de-Dôme, nous avons adopté les chiffres du dernier recensement.

Voici le résultat auquel nous avons été conduits :

NOMS DES COMMUNES.	Population.	Cholériques morts.	1 décès sur
Paris en 1832....................	1,000,000	18,402	54,5
— 1849....................	id.	19,184	52,1
Saint-Beauzire....................	1,438	30	47,9
Gerzat....................	2,718	39	69,6
Arlanc....................	4,350	48	90,6
Cebazat....................	2,121	22	96,4
Martres-de-Veyre....................	2,727	12	227,2
Ennezat , section du Marais,..........	1,517	6	252,8
Pont-du-Château....................	3,654	14	261,0
Clermont-Ferrand (civils et militaires)....	57,000	122	303,2
Chamalières....................	1,101	3	367,0
Beaumont....................	1,919	5	383,8
Saint-Ignat....................	2,168	5	433,4
Martres-sur-Morge....................	1,024	2	512,0
Romagnat....................	1,950	3	650,0
Volvic....................	3,403	2	1701,5

MORTALITÉ COMPARÉE DES CIVILS ET DES MILITAIRES.

En dépouillant les registres et les cahiers d'observations de l'Hôtel-Dieu de Clermont-Ferrand, nous avons trouvé 17 militaires, dont 2 étrangers à la garnison, 11 appartenant au 10ᵉ léger, 2 au 49ᵉ de ligne et 2 aux régiments de cavalerie.

Voici maintenant quel était à cette époque le nombre des militaires présents à Clermont et le nombre des soldats appartenant à la garnison qui sont morts du choléra-morbus :

	Population.	Guéris	Morts du choléra.	Un sur
10ᵉ léger.	760	5	6	126
49ᵉ de ligne. . . .	750	2	»	»
Hussards et chasseurs.	744	1	1	744

On voit d'après ce tableau que le 10ᵉ léger a été plus maltraité que la population civile et plus maltraité surtout que les cavaliers et le 49ᵉ de ligne ; et cependant il était logé en grande partie dans une caserne qui est exposée à l'orient et complétement entourée de rues larges, de promenades ou de jardins ; tandis que les casernes de la cavalerie, moins saines que celles de l'infanterie, sont situées dans la partie septentrionale de la ville.

Voilà encore un nouvel exemple de l'instabilité des données étiologiques dont l'histoire du choléra-morbus a fourni des exemples si fréquents.

INFLUENCE DE LA CONSTITUTION MÉDICALE DE JUILLET ET AOUT 1849 SUR LA MORTALITÉ GÉNÉRALE.

Si nous déduisons du nombre total des décès le chiffre des morts occasionnées par le choléra-morbus, nous trouvons que, dans les communes où l'épidémie a régné avec une certaine intensité, la mortalité déterminée par les maladies non cholériques, a été plus grande que durant les années précédentes ; on est en droit de supposer, d'après cela, que la constitution médicale régnante a donné le coup de grâce à beaucoup d'affections qui, dans les circonstances ordinaires, se seraient prolongées plus longtemps.

Voici, du reste, des chiffres à l'appui de cette assertion :

DÉCÈS *des mois de juillet, août et septembre.*

COMMUNES.	En 1847.	En 1848.	En 1849.		
			Par choléra.	Par d'autres maladies	TOTAL.
Clermont-Ferrand..	291	267	121	304	425
Gerzat............	14	12	39	51	90
Cebazat..........	15	12	22	22	44
Pont-du-Château...	20	15	14	35	49
Martres-de-Veyre..	16	19	12	28	40
Beaumont........	8	11	5	16	21
Romagnat........	6	12	3	10	15
Chamalières......	6	6	3	7	10
Arlanc...........	30	37	48	56	84
Saint-Beauzire (1)..	6	5	30	12	42

ASSOCIATIONS.

La suette et la miliaire se sont fréquemment montrées dans les localités où le choléra-morbus sévissait avec le plus d'intensité. Ces affections que certains auteurs ont appelé le choléra-morbus de la peau, ont régné isolément dans quelques localités ; leur présence a augmenté un peu la mortalité moyenne dans la ville de Saint-Amant-Tallende , où l'on n'a constaté

---

(1) Le chiffre des décès de Saint-Beauzire comprend, en outre, pour chaque année, ceux du mois d'octobre.

NOTA. Il nous a paru inutile de reproduire le chiffre des décès des communes qui n'ont offert que quelques cas isolés de choléra.

aucun cas de choléra-morbus. Les fièvres intermittentes, quotidiennes, tierces, quartes et pernicieuses, se sont également mêlées au choléra-morbus dans les régions marécageuses; et vers la fin de l'épidémie, nous avons vu apparaître la dysenterie, qui n'a point été très-meurtrière.

Nous ne parlerons point de ces dernières complications qui n'ont offert rien de remarquable, mais nous décrirons succinctement les variétés de suettes qui ont sévi dans plusieurs communes de notre département.

Disons tout d'abord, afin d'éviter les méprises, qu'elles ne sont nullement comparables pour la gravité aux suettes qui ont ravagé autrefois l'Allemagne, le Périgord et la Picardie. Voici les deux variétés que nous avons le plus souvent observées.

Au début, les malades éprouvaient un frisson plus ou moins violent, de la céphalalgie, une lassitude générale et un sentiment de gêne très-pénible, ayant son siége dans l'épigastre.

A ces symptômes, dont quelques-uns persistaient pendant toute la durée de la maladie, succédaient une chaleur générale et de la fréquence du pouls; la peau, plus rouge que dans l'état normal, devenait le siége de picotements désagréables, et laissait exhaler des sueurs abondantes.

Dans le tiers des cas environ, l'on voyait apparaître au bout de trois à cinq jours une éruption de vésicules très-petites et très-rapprochées, reposant sur un fond rouge ou rose pâle. Elles contenaient un liquide aqueux, incolore ou lactescent. L'éruption était ordinairement bornée au col et à la poitrine ; nous l'avons vue cependant couvrir la totalité des membres et du tronc. A la suite des sueurs et de l'éruption, les malades éprouvaient un sentiment de faiblesse considérable ; leur estomac était délabré, et le gros intestin engourdi, expulsait avec difficulté les matières fécales endurcies qui le distendaient. Il y avait une soif vive, de l'anorexie ou une fausse faim qui trompait les malades ; la langue se montrait presque toujours molle, pâteuse, et plus souvent sèche qu'humide.

La suette a visité également Cebazat, Pont-du-Château, Clermont, et les Martres-de-Veyre où régnait le choléra-morbus. Elle a même sévi avec une certaine intensité dans des communes de la plaine ou des vallées occidentales qui n'ont point été envahies par le choléra-morbus.

Plusieurs individus habitant les communes de Saint-Amant-Tallende, Lussat, Aulnat, Malintrat, etc., ont offert les symptômes de cette maladie.

Comme nous n'avons point de données statistiques générales sur cette affection, non plus que sur les cholérines, nous nous bornerons à indiquer plus loin le résumé des faits observés par nous dans les communes de Gerzat, Saint-Beauzire et Romagnat.

TRAITEMENT.

Le traitement du choléra-morbus employé à Gerzat, Clermont et St-Beauzire, a nécessairement un peu varié suivant la forme que présentait la maladie et suivant les idées des médecins qui la traitaient.

En général, toutes les fois qu'il n'existait point des vomissements répétés, on donnait pendant la période de refroidissement, des infusions chaudes de sureau, de tilleul, de bourrache ou de camomille, dans lesquelles on ajoutait quelquefois un peu d'eau de menthe, d'eau-de-vie ou de rhum.

Les paysans préféraient le thé ou le vin chaud.

Plus tard, après la réaction, on avait recours à la limonade végétale, l'eau de riz, l'eau de gomme sucrée ou mêlée avec un sirop tonique.

Les vomissements étaient combattus par l'eau de seltz et l'eau glacée.

Lorsque l'épigastre était peu douloureux, la langue pâle, molle et humide, couverte d'un enduit muqueux, on a obtenu de bons effets de l'ipécacuanha en poudre administré à dose vomitive.

Pendant la convalescence, on opposait à la dyspepsie la thériaque, le quina et les amers.

Presque toujours l'effet des boissons stimulantes et délayantes a été secondé par l'usage des potions calmantes et éthérées...

Les vésicatoires épigastriques, pansés avec l'hydrochlorate de morphine, ont été fréquemment utiles quand il y avait des vomissements rebelles ou une épigastralgie très-forte.

On a également conseillé les sinapismes, les vésicatoires sur les membres inférieurs, les frictions stimulantes, l'urtication, les sachets chauds, les bouillantes et les bains de vapeurs sèches.

Tous ces agents stimulants et calorifères n'agissaient que lorsque la nature venait en aide aux remèdes.

Nous avons vu des malades plongés dans un bain de vapeurs sèches, se réchauffer mécaniquement dans les endroits exposés à l'action directe de l'air chaud, tandis que les parties protégées par le contact des matelas, restaient complétement froides : et la mort est arrivée sans qu'on ait pu faire cesser l'algidité.

Pendant la réaction, les congestions viscérales ont rarement nécessité l'emploi de la saignée ou des sangsues.

Ces détails étaient nécessaires pour donner la clé du tableau suivant que nous livrons sans commentaires et sans en tirer aucune conséquence à l'appréciation de nos confrères.

Traitements *suivis à l'Hôtel-Dieu de Clermont, à Gerzat, et à Saint-Beauzire.*

MÉDICAMENTS EMPLOYÉS.	MORTS.	GUÉRIS.
Tisanes stimulantes, éther, agents calorifères à l'extérieur, frictions stimulantes...........................	15	4
Eau de seltz, tisanes délayantes ou adoucissantes, eau glacée, potions opiacées et éthérés, vésicatoires, sinapismes, frictions, agents calorifères...................	19	10
Boissons toniques, opiacés, révulsifs..................	9	3
Toniques ou vin chaud, agents calorifères..............	2	2
Boissons stimulantes, vésicatoire épigastrique avec hydrochlorate de morphine.............................	"	3
Toniques et anti-périodiques.........................	1	1
Opiacés..	1	1
Boissons stimulantes ou toniques, urtication, sinapismes...	2	2
Boissons stimulantes, ipécacuanha, potions opiacées et éthérées, vésicatoires épigastriques ou sinapismes, frictions, agents calorifères.............................	11	11
Boissons stimulantes, toniques, thériaque, diacordium, vésicatoires, agents calorifères.....................	4	1
Boissons stimulantes, potion avec chlorure d'oxide de sodium, stimulants de la peau........................	1	"
Riz gommé, acétate de plomb et opium.	1	"
Saignée, boissons délayantes, potions éthérées, lavements amidonnés, stimulants de la peau.................	3	"
Boissons adoucissantes, eau de seltz, sangsues, vésicatoires, sinapismes.	"	1
Anti-phlogistiques, opiacés, astringents	3	1
	72	40

Nota. Nous n'avons aucun renseignement positif sur les traitements appliqués aux autres cholériques.

Parmi les malades indiqués dans ce tableau :

     38 appartiennent à Gerzat;

     39   —   à Saint-Beauzire;

     35   —   à l'Hôtel-Dieu de Clermont;

Ces derniers ont été traités par MM. Fleury, Pourcher aîné, Sersiron, Pourcher-Vazeilhes, Peghoux, Tixier et Nivet.

NOTES ADDITIONNELLES SUR LES ÉPIDÉMIES

Qui ont régné dans les communes de Gerzat, Cebazat, Clermont, Romagnat, Pont-du-Château, Martres-de-Veyre, Arlanc et Saint-Beauzire.

On serait grandement dans l'erreur si l'on appréciait la gravité des épidémies de Gerzat et de St-Beauzire d'après le chiffre des cholériques qui a été indiqué dans les tableaux statistiques précédents. D'autres éléments sont nécessaires pour compléter la vérité, nous allons les indiquer avec détail.

1°. Épidémie de Gerzat.

Le choléra-morbus s'est montré à Gerzat le 13 juillet ; mais le 10 du même mois, la suette avait frappé plusieurs habitants de la commune, et à la fin de la première quinzaine de septembre, elle avait atteint 205 individus. A ces nombreux malades, il faut ajouter 70 cas de cholérine simple, 59 cas de choléra-morbus et une assez grande quantité de dysenteries et de fièvres intermittentes.

En dernière analyse, nous comptons 411 malades, sur lesquels des notes plus ou moins détaillées ont été prises, et 45 qui avaient été guéris de suettes ou de cholérines avant notre arrivée à Gerzat. On doit comprendre que ces derniers malades, sur lesquels nous n'avons aucun renseignement précis, ne doivent pas figurer dans le tableau suivant, où nous avons consigné toutes les variétés de successions, d'associations et de complications qui nous ont paru intéressantes (1).

MALADIES OBSERVÉES A GERZAT PENDANT L'ÉPIDÉMIE DE 1849.	JUILLET.		AOUT, SEPTre.		RÉSUMÉ.		Totaux
	Guéris	Morts.	Guéris	Morts	Guéris	Morts.	
Suettes et miliaires................	115	5	59	3	172	8	182
Cholérines......................	38	"	32	"	70	"	70
— compliquées de suette......	8	"	13	"	21	"	21
— précédées de suette........	"	"	2	"	2	"	2
Choléra-morbus sans prodromes......	4	11	4	6	8	17	25
— précédés de cholérine........	"	3	7	9	7	12	19
— — de suette..........	"	1	2	2	2	3	5
— — de suette et de cholérine..........	"	1	1	4	1	5	6
— — de suette et de fièvre intermittente....	"	"	1	1	1	1	2
— — de dysenterie.......	"	"	"	1	"	1	1
— suivi de fièvre intermittente...	"	"	1	"	"	"	1
Fièvres intermittentes simples........	10	"	4	"	14	"	14
— — précédées de suette ou de miliaire..........	2	"	3	"	5	"	5
— — précédées de cholérine.	"	"	1	"	1	"	1
— — suivies de suette et de cholérine.........	"	"	1	"	1	"	1
Fièvre pernicieuse précédée de suette..	"	"	1	"	1	"	1
— cholérique tierce.............	"	"	1	"	1	"	1
Dysenteries	"	"	5	"	5	"	5
— précédées de suettes......	"	"	2	"	2	"	2
Total..............	...	...	...	...	...	...	364
Maladies diverses..................	"	19	"	28	"	"	47
Total général..........	...	...	...	...	...	...	411

(1) Ce tableau est emprunté au rapport adressé par le docteur Nivet à M. le ministre de l'agriculture et du commerce.

Ainsi, la suette a précédé, dans certains cas, la cholérine ; dans d'autres, elle lui a succédé ; elle a également précédé le choléra-morbus plusieurs fois, ce qui nous fait grandement douter des vertus anti-cholériques et préservatrices qu'on lui a attribuées, en se basant sur des opinions purement théoriques.

La suette et la cholérine ont également atteint des individus qui ont été affectés plus tard de fièvres intermittentes ou de dysenterie. Parmi les faits curieux recueillis à Gerzat, nous citerons le suivant, qui nous fournira un exemple de fièvre cholérique intermittente.

Un malade, âgé de 36 ans, après avoir eu de la diarrhée, des nausées, et tous les symptômes de l'embarras gastrique, se rétablit un peu, et négligea de se soigner convenablement.

8 ou 10 jours après, le 23 août, il éprouva un accès de fièvre intermittente compliqué de diarrhée.

Le 24. — Apyrexie et cessation des évacuations alvines.

Le 25. — Accès de fièvre précédé de bâillements, de malaise général, de frissons, de battements épigastriques et de céphalalgie. Dans la soirée, réaction, pouls fort et fréquent, céphalalgie, chaleur suivie de sueurs générales. Avant et pendant l'accès, de nombreuses garde-robes liquides ont été rendues par le malade.

Le 26 matin : diarrhée qui cesse, ainsi que la fièvre, vers le milieu du jour.

Le 27, l'accès de fièvre est précédé de menaces de syncopes; il est également accompagné de diarrhée. Ces phénomènes morbides s'apaisent le 28.

Le sulfate de quinine est donné dans du café, à la dose de 5 décigrammes; le 26, le 27, le 28 et le 29, l'accès manque; il n'a pas reparu depuis.

La fièvre intermittente pernicieuse, dont il est question dans notre relevé, n'a pas été très-grave; elle offrait au début les symptômes de la fièvre syncopale périodique tierce; les accès s'accompagnaient de frissons, de céphalalgies, de douleurs épigastriques, de suffocations et de syncopes. Ces symptômes étaient suivis de sueurs abondantes.

Après le 29 août, les accès devinrent quotidiens.

4 décigrammes de sulfate de quinine mêlés à une potion où l'on avait ajouté quelques gouttes d'eau de Rabel, ont été administrés le 30, le 31 août, et pendant les premiers jours de septembre. L'accès a manqué le 1er septembre, et ne s'est pas renouvelé depuis.

L'apparition de la suette fit peu de sensation; mais la mort rapide des premiers cholériques porta la terreur dans l'âme des habitants de Gerzat. Les secours médicaux étant insuffisants, le maire sollicita auprès de M. le préfet l'assistance du médecin des épidémies, qui fut immédiatement envoyé sur les ieux.

Le lendemain 24 juillet, M. le préfet, qui s'est

montré dans cette circonstance, comme toujours, plein de sollicitude pour ses administrés, ordonna à l'un des internes les plus instruits de l'Hôtel-Dieu, M. Coste, de se rendre à Gerzat, où il a séjourné jusqu'à la fin de l'épidémie. Le 27 juillet, deux sœurs de l'ordre de Nevers prirent la direction des secours à domicile. A dater de cette époque, des visites journalières furent faites à tous les malades, des médicaments et des aliments furent distribués aux personnes indigentes pendant la durée de la maladie et de la convalescence.

Ce bureau de bienfaisance provisoire a fonctionné pendant deux mois; il a donné des soins, des remèdes et des aliments à plus de 400 malades, et il a coûté à l'administration 992 fr.

Nous croyons que ce mode de secours doit être préféré à la création des ambulances, qui sont plus dispendieuses, et enlèvent les malades aux soins affectueux de leurs amis et de leurs parents.

2°. Epidémies de Cebazat, Romagnat, Clermont-Ferrand, Beaumont, Pont-du-Château et des Martres-de-Veyre.

A Cebazat, la proportion des suettes a été beaucoup moins grande et le nombre des cholériques moins considérable que dans le marais. Le docteur Maistre et les sœurs de la Miséricorde ont suffi, grâce à leur zèle, pour donner tous les secours nécessaires. Quel-

ques médicaments fournis par l'administration départementale ont rendu une partie de leur tâche plus facile.

Dans la commune de Romagnat, nous avons
compté :

18 suettes ou miliaires ;

7 cholérines ;

5 choléra-morbus ;

Et une fièvre intermittente.

Les sœurs du Bon-Pasteur, dont le dévouement
mérite les plus grands éloges, ont permis à la population de cette commune de se contenter d'une seule
visite du médecin des épidémies. Cependant on a dû
augmenter les ressources de leur pharmacie qui com-
mençaient à s'épuiser.

Clermont-Ferrand, Beaumont, Pont-du-Château
et les Martres-de-Veyre ont offert un très-petit nombre de suettes et de miliaires, mais quelques-unes de
ces dernières maladies ont été fort intenses.

Le personnel médical et les ressources ordinaires des
bureaux de bienfaisance et de l'administration des hô-
pitaux ont permis de faire face à toutes les nécessités
du moment.

3°. Epidémie d'Arlanc.

Arlanc a été moins heureux. Le médecin de la
commune, après avoir donné ses soins à quelques
malades, a quitté la ville pour aller se rétablir à la

campagne d'une indisposition qui commençait à prendre une certaine gravité. Le docteur Pacros, médecin des épidémies de l'arrondissement d'Ambert, a dû se rendre à Arlanc où il a été secondé avec beaucoup de zèle, de courage et d'intelligence par le maire de la commune.

Dans les relevés officiels, on a porté à 107 le nombre des malades atteints, à 48 le nombre des cholériques décédés.

4°. Epidémie de Saint-Beauzire.

A Saint-Beauzire la suette avec ou sans éruption de miliaire, la dysenterie, la fièvre intermittente ont également compliqué, suivi ou précédé le choléra-morbus. Ces diverses affections ont souvent modifié la marche de cette dernière maladie, de même que l'influence cholérique a exercé une action manifeste sur la forme et la terminaison des maladies intercurrentes.

Avant de résumer les faits observés par nous dans l'arrondissement de Riom, nous rappellerons le nom des communes qui ont fourni un contingent, plus ou moins considérable, à l'épidémie.

La commune de St-Beauzire compte 132 malades.

—	d'Ennezat (marais). .	15
—	de Riom.	12
—	de St-Ignat.	5

Total. 164

Nous allons, comme pour Gerzat, indiquer le nom des affections morbides, dont ces 164 personnes étaient atteintes (1) :

	Guéris.	Morts.	Totaux.
Cholérines..........	40	2	42
Choléra-morbus......	14	45	59
Suettes et miliaires....	36	0	36
Dysenteries..........	13	3	16
Maladies diverses.....	9	2	11
TOTAUX..........	112	52	164

Sans revenir sur ce que nous avons dit dans la première partie de ce travail, nous ferons observer que, les 42 sujets atteints de cholérine, ont offert 30 cas légers, dont la durée moyenne a été de 8 jours environ, et 12 cas graves qui, terme moyen, ont duré 17 jours environ; que, sur 36 personnes ayant offert les symptômes de la suette, la maladie a duré, en moyenne, 12 jours; tandis que les 16 cas compliqués de miliaire ont offert une durée moyenne de 14 jours environ.

---

(1) Ces renseignements sont extraits d'un rapport adressé par les docteurs Aguilhon et Tallon, médecins des épidémies, à M. le ministre de l'agriculture et du commerce.

Enfin, parmi les 16 sujets atteints de dysenterie, on a observé 10 cas légers et 6 cas graves. Chez les premiers, la durée moyenne de la maladie a été de 16 jours, et chez les seconds, de 13 jours.

D'après ce qui précède, l'épidémie ne se trouve plus réduite à 42 cas de choléra. Quatre à cinq maladies principales se sont montrées en même temps. Il devient bien facile, d'après cela, d'expliquer leur influence réciproque et meurtrière, et conséquemment la cause de l'excessive mortalité qui a eu lieu dans la commune de Saint-Beauzire.

Ces diverses affections, qui diffèrent les unes des autres sous beaucoup de rapports, ont cependant présenté des points de ressemblance remarquables. Toutes étaient accompagnées d'une faiblesse et souvent même d'une prostration portée au plus haut degré (1).

Nous ne pouvons nous dispenser en terminant de signaler à la reconnaissance publique M. le maire, MM. les ecclésiastiques et M. Téalier, instituteur de la commune de Saint-Beauzire. Ce dernier surtout a montré un zèle et un dévouement dignes des plus grands éloges.

_____

(1) Voir, pour plus de détails, les *Considérations sur la nature du choléra-morbus observé dans l'arrondissement de Riom*, par le docteur Aguilhon.

RÉSUMÉ.

Nous croyons utile de résumer en quelques mots l'histoire de la maladie épidémique qui a ravagé, en 1849, une partie du département du Puy-de-Dôme.

Le premier malade qui a offert les symptômes du choléra-morbus était domicilié à Clermont ; il a été atteint le 11 juin 1849.

La dernière victime habitait les Martres-de-Veyre, elle a succombé le 19 octobre de la même année.

Dans les communes de Clermont, Gerzat, Cebazat, St-Beauzire et Arlanc, les malades ont été peu nombreux pendant le mois de juin ; les invasions et les morts se sont multipliés beaucoup à la fin de juillet, pendant toute la durée d'août et la première quinzaine de septembre ; aux Martres-de-Veyre et à Pont-du-Château, le chiffre des morts est arrivé à son apogée durant les mois de septembre et d'octobre.

Les communes de St-Beauzire, Gerzat, Arlanc et Cebazat ont payé un large tribut à l'épidémie ; les autres ont beaucoup moins souffert.

Si on laisse de côté les décès occasionnés par le choléra-morbus, on reconnaît que, dans les communes où l'épidémie a sévi avec une certaine intensité, le nombre des individus qui ont succombé à des maladies non cholériques est beaucoup plus grand que dans les années ordinaires.

La proportion des décès cholériques n'est pas toujours en raison directe du nombre des personnes atteintes. Ainsi, à Chamalières où l'on compte quatre cas de choléra-morbus, trois individus sont morts, tandis que, à Gerzat et à Pont-du-Château, où l'épidémie a fait de plus grands ravages, on compte un tiers de guérisons. A Beaumont, la mortalité a été plus grande encore, car les cinq individus affectés de choléra-morbus sont morts.

Nous pensons, sans aucun doute, que la médecine rend de grands services en favorisant les crises naturelles et en empêchant les malades de faire des remèdes nuisibles; mais nous sommes également convaincus que la marche et la terminaison de la maladie sont beaucoup plus influencées par le degré d'intensité de l'empoisonnement miasmatique, par la force de réaction, que par la médication employée.

Cette proposition générale s'applique à toutes les maladies pestilentielles et virulentes, au choléra-morbus comme à la fièvre jaune, à la variole, à la peste et au typhus. Elle nous explique pourquoi des traitements très-variés donnent souvent lieu aux mêmes résultats statistiques.

Prenant pour guide les principes de l'école hippocratique, nous nous sommes efforcés de favoriser les efforts critiques de la nature, de modérer les symptômes exagérés et de combattre les complications. Par cette méthode, nous avons aidé à guérir un tiers de nos malades à Gerzat et un peu plus du quart à St-Beauzire.

Après avoir décrit la maladie épidémique qui s'est montrée dans notre province, il nous reste à parler de l'attitude de nos concitoyens lorsqu'ils se sont vus en face du fléau qui ravageait nos plaines et nos vallées.

L'administration départementale et le gouvernement se sont montrés pleins de sollicitude pour les communes ravagées par l'épidémie ; et les ressources, mises à la disposition de M. le préfet, ont dépassé les dépenses qui ont été reconnues nécessaires.

Le conseil général avait voté 2,100 francs ; M. le ministre de l'agriculture et du commerce avait accordé 1,500 francs, et l'on n'a dépensé que 2,217 fr.

Voici, du reste, une copie officielle des dépenses qui ont été occasionnées par l'épidémie cholérique de 1849.

TABLEAU DES DÉPENSES.

NOMS DES COMMUNES.	SERVICE médical.	MÉDICA-MENTS.	ALIMENTS.	LITE-RIE.	TOTAUX.
Gerzat..............	620f 00c	182f 10c	190f 85c	"	992f 95c
Cebazat.............	50 "	63 45	" "	"	113 45
Romagnat..........	25 "	29 00	" "	"	54 00
Saint-Beauzire......	246 "	143 80	" "	"	389 80
Ennezat............	54 "	58 50	" "	"	92 50
Arlanc.............	0 "	200 00	200 "	100f	500 00
Impress. des tableaux statistiques.......	....	....	....	.....	75 00
Total général...	....	....	....	.....	2217f 50c

Quant à nos compatriotes, malgré l'effroi que leur inspirait le choléra-morbus, ils ont généralement soigné les malades avec un dévouement et un courage au-dessus de tout éloge. Quelques imitateurs de Galien ont, il est vrai, abandonné leur poste, au moment du danger, mais ces rares déserteurs sont restés inaperçus au milieu de l'empressement général.

Les secours de la médecine ont été réclamés partout, et les bruits d'empoisonnement, répandus dans les villages, ont trouvé peu de crédit. Ces rumeurs calomnieuses n'ont point empêché les paysans, qui dans les temps ordinaires donnent volontiers leur confiance aux rebouteurs, de recevoir avec reconnaissance les remèdes des médecins. Dans la plupart des communes, la peur n'a point été assez forte pour faire oublier à nos habitants des campagnes le respect qu'ils doivent aux morts. Trop souvent même ils ont couché dans la chambre où des cercueils étaient déposés, et ils sont restés là jusqu'au moment où l'on a conduit à leur dernière demeure leurs parents ou leurs amis décédés.

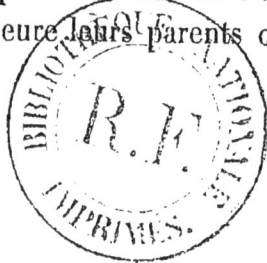

Clermont, impr. de Thibaud-Landriot frères.